AF476641

EDUCATI[illegible]

PHYSIQUE ET MORA[illegible]

DES

[illegible] DU PREM[illegible]

PROJET [illegible]

[illegible]

ESSAI

SUR

L'ÉDUCATION

PHYSIQUE ET MORALE

DE LA PREMIÈRE ENFANCE

PAR

A. BODART

PHARMACIEN A TOURS

Membre de la Société de secours des amis des sciences de France, membre de la Société médicale d'Indre-et-Loire, correspondant des Sociétés de pharmacie de Paris, Bruxelles, Turin, etc.

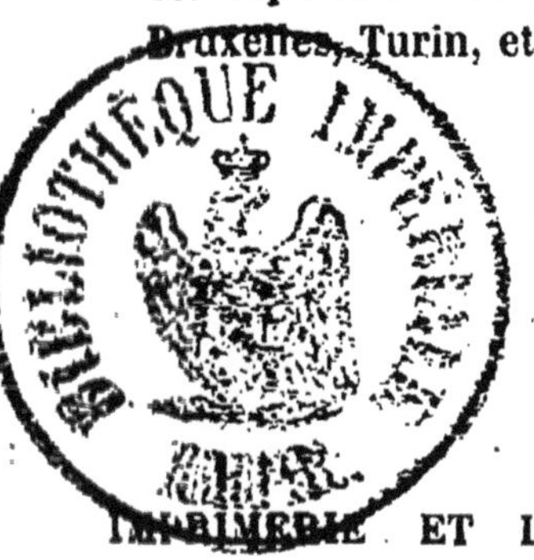

TOURS
IMPRIMERIE ET LIBRAIRIE ERNEST MAZEREAU
11, rue Richelieu, 11

1870

ESSAI

sur

L'ÉDUCATION

PHYSIQUE ET MORALE

DE LA PREMIÈRE ENFANCE

PROLÉGOMÈNES

En 1856 j'ai publié un opuscule sur l'alimentation des enfants du premier âge. Dans ce travail je signalais les nombreux abus commis par certaines nourrices mercenaires auxquelles, trop souvent, des parents imprévoyants confient leurs nouveau-nés.

J'indiquais, dès cette époque, un moyen facile et peu coûteux de remédier en partie à ce fâcheux état de choses, dont les conséquences pour les jeunes enfants sont des infirmités gagnées, et une mortalité effrayante.

Ce moyen fort simple consistait à établir dans chaque commune, avec l'initiative ou le patronage de l'autorité, une commission prise dans le sein des administrations municipales avec l'adjonction des dames notables du pays. Ces commissions, dont eût fait partie un médecin, auraient eu pour mission de rechercher et de recommander les femmes qui, acceptées et patronnées par cette association, auraient été reconnues aptes à remplir les fonctions de nourrices par l'allaitement naturel ou artificiel.

Les femmes qui eussent refusé de se soumettre au règlement de cette société protectrice, n'offrant aucune garantie aux familles, n'eussent pas trouvé d'emploi. Tout le monde aurait pu avoir les renseignements nécessaires sur la valeur des nourrices admises par les commissions.

Cet opuscule, dès son apparition, a reçu un accueil unanimement favorable, parce qu'il signalait un triste état de choses trop réel.—Voici comment se sont exprimés, dès 1856, les hommes les plus compétents :

« La société médicale d'Indre-et-Loire, après avoir entendu la lecture du travail de M. Bodart sur la nécessité d'une réglementation concernant les nourrices auxquelles les parents confient leurs enfants, félicite l'auteur et exprime ses vœux en faveur de leur réalisation ; »

—

« La question traitée par M. Bodart est d'un haut intérêt pour la société et pour l'humanité : et il est à désirer qu'elle fixe sérieusement l'attention du gouvernement, et surtout qu'elle reçoive une solution praticable, aussi bien dans les campagnes que dans les villes, de manière à faire cesser les graves inconvénients signalés par M. Bodart, sur le mode généralement suivi pour l'alimentation des enfants du premier âge. L'établissement des crèches ne saurait être trop encouragé dans ce but.

« *Signé* : A. Gouin,

« **Député d'Indre-et-Loire.** »

Le cardinal Morlot, MM. de Richemont, de Flavigny et d'Ornano, ont également appuyé ce projet de réglementation qui a ensuite été adressé à S. M. l'impératrice.

Le secrétaire de ses commandements, M. Damas-Hinard, m'a écrit le 16 octobre 1856, une lettre dont je donne un extrait :

« S. M. l'impératrice ayant bien voulu m'ordonner de soumettre à l'appréciation de M. le préfet de la Seine l'intéressant travail que vous lui avez adressé sur l'alimentation des enfants du premier âge, j'ai l'honneur de vous communiquer un résumé de la réponse que M. le préfet m'a faite à ce sujet.

« La ville de Paris possède un établissement appelé Direction municipale des nourrices. (Suivent les renseignements sur cette institution. M. le préfet termine par les conclusions suivantes :)

« *Je désire vivement que ces détails facilitent l'application dans les départements des idées de M. Bodart, idées fécondes en bienfaits, etc.* »

Encouragé par de telles appréciations, j'ai, sur une invitation émanant du cabinet de S. M. l'impératrice, en date du 31 octobre 1856, adressé mon mémoire avec les apostilles à l'appui à S. Exc. le ministre de l'intérieur, pour que ce projet soit pris en sérieuse considération.

Les bureaux ministériels n'ayant pas donné suite à cette affaire, dans le but d'attirer de nouveau sur cette grave question l'attention des hommes haut placés, j'ai publié en 1864 un nouveau travail où je signale les inconvénients d'une mauvaise alimention appliquée aux jeunes enfants et où je me suis occupé aussi du service des enfants assistés.

A propos de cette importante question, je disais que pour arrêter les progrès toujours croissants des infanticides, il fallait rétablir les anciens tours ou avoir recours à un moyen analogue.

On peut juger de la richesse d'un pays par sa fertilité et le nombre de ses habitants. L'aisance est un élément moralisateur, à condition bien entendu qu'au lieu de favoriser la paresse et tous les vices qui en résultent, on excite les populations au travail par une louable émulation.

Quant à ces pauvres enfants privés des avantages de la famille, dont la conduite devient parfois mauvaise par l'absence d'une bonne direction, je manifestais à leur égard le désir de faire tourner au profit de la société ce qui est aujourd'hui non-seulement une charge, mais souvent un danger pour elle.

Comme moyen de remédier à ce triste état de choses, j'ai indiqué la création de crèches cantonales et de maisons spéciales d'instruction ou colonies agricoles départementales, pour faire de ceux de ces enfants qui en auraient l'aptitude physique des élèves destinés à fournir les bras qui manquent partout à l'agriculture.

C'est par l'initiative individuelle, disais-je, que ces établissements devraient de préférence être créés, à l'exemple de la colonie de Mettray qui a donné de six beaux résultats.

Les petites sœurs des pauvres, dont les débuts ont été si modestes, ne sont-elles pas parvenues, à force de persévérance, avec l'aide de la charité publique, à créer une institution utile ?

Les idées philanthropiques gagnent de jour en jour toutes les régions de la société, nous en avons à Tours plusieurs exemples par les dons Tonnellé, Dejean, Canne, etc., qui ont produit plusieurs millions.

On peut donc espérer qu'en faisant appel aux hommes intelligents et généreux, il se rencontrera des personnes honorables et courageuses qui voudront bien tenter l'application d'un projet aussi moral qu'utile.

Il y a là, par exemple, pour des jeunes députés désireux d'acquérir des droits à la reconnaissance publique, une bonne initiative à prendre. Honneur et fortune obligent, dit-on, plus à présent que dans aucun autre temps. C'est là, pour ceux qui ont le pouvoir, une grande et noble question d'économie sociale à résoudre.

J'ai adressé ce travail sous forme de pétition au Sénat, qui a nommé une commission dont M. Goulhot de Saint-Germain fut le rapporteur ; voici sommairement ses expressions :

« Messieurs les sénateurs, la pétition n° 59 déférée à votre examen par M. Bodart, pharmacien à Tours, est formulée dans un esprit de bienfaisance et d'humanité que nous ne saurions trop encourager; elle témoigne d'une étude sérieuse des questions qui y sont traitées; nous avons l'honneur de proposer au Sénat d'en ordonner le renvoi à MM. les ministres de la justice et de l'intérieur, comme offrant un élément utile à consulter et digne de fixer l'attention du conseil d'Etat chargé, d'après les ordres de l'empereur, de la préparation d'une loi d'ensemble.

« Les conclusions de la commission sont mises aux voix et adoptées. » (Séance du 21 avril 1865.)

Vers cette époque, sous le patronage de S. M. l'impératrice, une société maternelle fut créée à Paris, où elle rend aujourd'hui de très-grands services aux familles.

Le gouvernement commençant à se préoccuper de la mortalité des jeunes enfants chargea, en 1866, l'académie de médecine d'étudier cette question, de rechercher les moyens de remédier aux abus signalés.

Ce corps savant reçut de nombreux documents, fit des enquêtes, enfin, une commission nommée par lui se mit à l'œuvre.

Désireux de voir hâter la solutien de cette affaire, j'ai adressé une nouvelle note à l'académie de médecine en faisant ressortir l'urgence d'une prompte terminaison. Voici comment, à la séance du 2 juin 1868, s'est exprimé l'honorable M. Robinet, chargé de donner communication de cette pièce.

« Messieurs, j'ai l'honneur de présenter à l'académie une lettre de M. Bodart, pharmacien à Tours, que nous connaissons tous, etc.

« Dès 1856 il publiait une brochure très-intéressante sur une question bien digne de votre attention, puisque l'académie a chargé une imposante commission de la traiter.

« Dans cette brochure M. Bodart signalait les abus de la nourriture mercenaire des enfants et proposait différentes mesures propres à y remédier.

« En 1864 M. Bodart présentait au Sénat une pétition qui a eu un grand succès puisqu'elle a été l'occasion d'une discussion solennelle et a été renvoyée à deux ministres. M. Bodart a donc réussi dans cette circonstance à appeler sur ce grave sujet l'attention du gouvernement.

« Pénétré plus que jamais de l'urgence de la question, M. Bodart insiste avec force sur une solution et propose diverses mesures très-rationnelles.

« La lettre de M. Bodart est renvoyée à la commission chargée d'étudier la question des nourrices. »

Aujourd'hui il n'y a encore rien de résolu. MM. Boudet et Fauvel viennent de faire aux séances des 28 septembre et 12 octobre la critique du rapport présenté à l'académie par la commission chargée de ce travail depuis trois ans.

La moyenne annuelle des naissances à Paris, a dit M. Boudet, est de 53,000, sur ce nombre 25,500 enfants sont envoyés en nourrice à la campagne. Sur ces 25,500 il en meurt 51, 68 0/0, tandis que la mortalité relevée pour les enfants du pays, dans les communes qui reçoivent les nourrissons parisiens, est seulement de 19, 92 0/0.

Les enfants placés en nourrice par leurs parents, sans l'intermédiaire du bureau municipal et des hospices ou des petits bureaux, ne sont pas compris dans ce chiffre de 51,58 0/0, je le trouve égal, ajoute M. Boudet, à 71,64 0/0.

L'honorable membre de l'académie dit avec raison que tout imparfaite que soit la surveillance exercée sur les nourrices par les bureaux de Paris, il faut, dans l'espèce, se bien garder de mettre en pratique la maxime du laisser faire et du laisser passer.

M. Fauvel, après avoir approuvé la critique faite par M. Boudet, ajoute que la commission s'est contentée de constater la gravité du mal, qu'abandonnant de propos délibéré le côté médical de sa tâche, qui était de fournir les bases scientifiques d'un travail administratif, elle vient proposer l'adoption d'un règlement ancien, tombé en désuétude, comme étant un moyen d'atténuer un état de choses qui comporte de tous autres remèdes. Ayant méconnu la véritable cause du mal, elle s'est trompée sur l'indication à remplir. MM. Boudet et Fauvel, à la suite de leurs judicieuses observations, ont été l'objet des chaleureuses félicitations de la savante assemblée, qui repoussera sans doute une proposition insuffisante pour remédier à une pratique aussi dangereuse pour l'avenir de la société. Il est regrettable qu'en attirant, dès 1855, l'attention des hommes sérieux sur la grande mortalité des enfants du premier âge, on n'ait pas donné suite immédiatement au projet que j'avais soumis dès cette époque ; cette intéressante question si elle n'était résolue, aurait au moins fait un pas immense. Les principales causes de la mortalité des enfants en bas âge sont connues. La pénurie des bonnes nourrices, l'insuffisance du lait de la femme en France pour nourrir les nouveau-nés, font une obligation d'avoir recours à l'allaitement artificiel.

Mais à qui ce soin est-il confié?

A des femmes routinières et ignorantes, dont quelques-unes posséderaient sans doute les qualités voulues, si elles étaient bien renseignées, mais dont beaucoup joignent à l'ignorance la malpropreté, la cupidité et souvent même la brutalité.

Puisque les parents ne veulent plus élever leurs enfants eux-mêmes, qu'ils les confient légèrement à des femmes incapables, il appartient à la société de protéger ces petits êtres sans défense qui sont les victimes de l'incurie et de l'ignorance.

Le mode de règlement que je viens d'indiquer, s'il était appliqué évincerait inévitablement les nourrices incapables ou indignes de remplir cette mission. Il faudrait donc obvier à cette lacune.

Avec la création de crèches cantonales, les établissements de l'assistance publique pourraient y placer les enfants naturels à peu de frais. Les classes laborieuses des campagnes, comme celles des villes, trouveraient dans ces institutions des ressources dont les avantages sont maintenant si bien appréciés, tant au point de vue moral que physique.

Il serait alors nécessaire de mettre en pratique un manuel ou dispensaire indiquant la manière d'élever et de nourrir les enfants confiés à des mains étrangères.

Avec cette heureuse modification, avec une surveillance exercée périodiquement par un médecin chargé de ce service gratuit ou modiquement rétribué, avec la direction bienfaisante des dames patronnesses et l'influence de l'autorité municipale quand elle serait nécessaire, on arriverait bien vite à une amélioration si désirable.

Puisque des sociétés protectrices se sont constituées pour distribuer des récompenses aux éleveurs d'animaux domestiques, ne doit-on, pas à plus forte raison, propager une institution qui a pour but la protection des enfants.

Des primes données aux nourrices signalées comme s'étant bien acquittées de leur devoir, des récompenses honorifiques accordées aux médecins et aux membres des commissions qui auraient déployé le plus de zèle, suffiraient pour entretenir l'émulation des uns et flatter l'amour-propre des autres.

Après avoir rempli ma mission officieuse, je crois de mon devoir de m'occuper maintenant de l'éducation physique et morale de l'enfance.

—

ESSAI

sur

L'ÉDUCATION

PHYSIQUE ET MORALE

DE LA PREMIÈRE ENFANCE

Etudier l'homme à l'instant de sa naissance, examiner les dangers dont il est entouré, écarter de lui tout ce qui tendrait à abréger ses jours ou à les lui rendre malheureux à l'âge adulte, tel est le but de ce travail.

Pour satisfaire à mon programme, j'ai divisé mon sujet de la manière suivante.

§ I. Influence des agents physiques sur le corps du nouveau-né, précautions à prendre pour en éviter ou écarter les effets nuisibles.

§ II. Alimentation. — Qualités nécessaires à la bonne composition du lait maternel. — Inconvénients d'une alimentation dirigée sans réflexion.

§ III. Dentition. — Soins hygiéniques. — Sévrage des enfants.

§ IV. Influence du sommeil et ménagements à prendre pour le libre exercice de cette fonction.

§ V. Exercices du corps, au point de vue des premiers gestes et des mouvements de l'enfant. — Penchants affectifs. — Influences morales.

§ VI. Etude comparative des avantages et des inconvénients de l'isolement dans la famille et de ceux de la vie collective.

§ VII. Les nourrices, les crèches, les maisons et sociétés maternelles.

Conclusion.

§ I.

Influence des agents physiques sur le corps du nouveau-né, précautions à prendre pour en éviter ou écarter les effets nuisibles.

Le nouveau-né passe d'un milieu d'une densité et d'une température uniforme et constante de 37° 5 dans un milieu variable (température, pression atmosphérique, humidité, etc.) La prudence exige que l'enfant soit mis dès les premiers moments de sa naissance à l'abri des influences nuisibles qui l'entourent. Les premiers soins à donner à l'enfant qui vient de naître consistent à enlever l'enduit qui recouvre son corps ; on le frotte avec de l'alcool, on le lave ensuite avec de l'eau tiède et on l'essuie avec précaution, au moyen d'un linge fin, pour ne pas irriter la peau. Pour pratiquer cette opération nous recommanderons de ne pas employer d'éponges, dont le tissu s'altère très-rapidement et qui d'ailleurs retiennent, quoi qu'on fasse, des matières organiques plus ou moins putréfiées.

Si l'enfant est fort, il est bon de l'exposer à l'air libre en l'affranchissant plus ou moins vite de ses langes suivant que le degré de température est plus ou moins élevé.

L'éducation physique des enfants consistant spécialement dans le développement régulier des tissus, il faut les entourer des conditions les plus favorables pour qu'ils puissent se maintenir à l'état de santé qui correspond à ce développement normal.

Des bains ou des lotions faites à l'aide d'un linge fin sur toutes les parties du corps débarrassent la peau des enfants des sécrétions sébacées ; on aura soin de les frictionner après le bain ou après les lotions, soit avec une brosse douce, soit avec un morceau de flanelle.

Si l'enfant dans son lit se trouvait surchargé de couvertures, on s'exposerait à le fatiguer par des sueurs. L'air qu'il respirerait dans un berceau entouré d'un épais rideau ou placé dans un endroit insuffisamment aéré lui occasionnerait sûrement des accidents qui pourraient aller jusqu'à l'asphyxie. Il est prudent aussi d'éviter avec soin une trop vive lumière; les yeux pourraient en souffrir. Il faut cependant que la tête de l'enfant soit mise directement en face du jour, mais jamais de côté, afin d'éviter le strabisme.

La première période de l'enfance occupe l'intervalle des six à sept premiers mois de la vie; elle a pour terme la première dentition. A cette époque, lorsque l'enfant est sévré trop tôt les accidents les plus fréquents dépendent de l'action nouvelle des aliments sur l'appareil digestif.

L'enfant façonné par tout ce qui l'environne ne reste jamais tel qu'il est sorti des mains de la nature; le climat, l'éducation, la manière de vivre, les habitudes contractées par l'innéité et l'hérédité déterminent de grands changements dans son caractère et dans ses qualités physiques. Aussi distingue-t-on les tempéraments en *naturels*, c'est-à-dire ceux qu'on apporte en naissant et *acquis* ceux qui se forment par la longue persistance des agents extérieurs que les hygiénistes désignent sous le nom de *circumfusa*.

La deuxième période de l'enfance s'étend de six à sept mois à deux ans : l'enfant distingue mieux les diverses impressions que les corps font sur lui ; les organes sensoriaux et locomoteurs se développent avec plus d'activité ; la vie a pour ainsi dire cessé d'être organique, déjà ses mouvements sont moins automatiques et plus compliqués ; une disposition particulière à l'irritabilité convulsive semble caractériser ce temps du premier âge.

§ II.

Alimentation. — Qualités nécessaires à la bonne composition du lait maternel. — Inconvénients d'une alimentation dirigée sans réflexion.

Le premier lait, nommé *colostrum*, a une propriété laxative, il délaie le *meconium* et débarrasse l'intestin d'une matière nuisible.

C'est peut être à cause de cela qu'on a

posé en principe absolu que l'un des premiers devoirs imposés à la mère par la nature est d'allaiter son enfant.

D'après les partisans de cette idée qui a fait beaucoup d'adeptes depuis Jean-Jacques Rousseau, la mère doit présenter le sein à son enfant lorsque les fatigues de l'accouchement sont calmées.

Mais souvent aussi il y a abus de la lactation quand elle est trop souvent répétée. C'est alors une cause d'épuisement pour la mère et de cachexie pour l'enfant. En général les lactations de la journée ne doivent pas être trop prolongées.

Du reste il est assez difficile de préciser les meilleures conditions pour le choix d'une nourrice au sein. De même que tel homme de constitution débile ou même cachectique pourra atteindre un âge avancé ou bien échapper facilement aux effets d'une épidémie meurtrière, de même une femme en apparence chétive fournira quelquefois un lait meilleur et plus abondant qu'une autre fortement constituée.

On ne doit pas juger de la valeur des glandes mammaires par la grosseur du sein; la grande quantité de tissus qui le garnit lui donne souvent une apparence volumineuse. Avec un sein développé les conduits galactophores sont parfois tellement rares, que les femmes qui se trouvent ainsi constituées sont tout à fait impropres à nourrir un enfant.

On ne doit donc pas refuser systématiquement une nourrice à la simple vue. Le médecin seul, qui doit posséder les connaissances nécessaires pour apprécier les rapports intimes qui existent entre l'organe sécréteur et le liquide sécrété, sera bon juge dans cette circonstance. Il serait à désirer que les médecins eussent tous les connaissances suffisantes relativement à la composition normale du lait des femmes qui nourrissent et des altérations si fréquentes et si instantanées qu'il subit journellement.

Dans cet ordre d'idées n'avons-nous pas encore à tenir compte du tempérament général de la femme, des circonstances hygiéniques qui l'entourent, de sa manière de vivre et des influences morales qui peuvent la dominer momentanément.

Quand il est bien constaté que le lait maternel devient insuffisant, ce qui se voit facilement par la pâleur et l'amaigrissement de l'enfant, par l'avidité avec laquelle il saisit les objets qu'on lui présente, il faut lui substituer une alimentation plus alibile.

La nature, par la sagesse avec laquelle elle

a disposé dans le sein de la mère les produits d'assimilation que le fœtus doit y puiser, nous montre elle-même avec quelle prudence on doit agir dans cette importante question de l'alimentation.

Bien des jeunes mères ne peuvent, dit-on, présenter le sein à leur enfant par défaut de lait, par absence ou mauvaise conformation du bout du sein. Si elles savaient à l'avance se préparer à cette mission, en évitant par exemple de comprimer les organes destinés à l'alimentation du futur nouveau-né, en faisant de temps à autre des frictions douces sur les mamelles, et en débarrassant par des succions modérées les vaisseaux lactés de concrétions dont ils sont quelquefois obstrués, en suivant enfin un régime de vie approprié à ces nobles fonctions, bien peu de mères se verraient privées d'allaiter leur enfant et forcées de le confier à des mains mercenaires.

Lorsqu'une femme a dû fournir pendant neuf mois aux exigences de la grossesse, elle doit pouvoir, en s'y préparant, continuer l'œuvre qu'elle a mené à bonne fin. Tout cela est une question d'amour maternel, de courage, d'intelligence et d'esprit d'observation. On doit bien se persuader que les désordres qui surviennent dans la santé des enfants doivent être attribués, le plus souvent, à l'inexpérience, à la manière irréfléchie avec laquelle on leur donne le sein.

Pour remplacer l'antique bouillie, plus pernicieuse qu'utile, ne vaudrait-il pas mieux, s'il y avait urgence à supprimer l'allaitement au sein, constituer un lait artificiel, plus ou moins modifié, suivant les circonstances, ainsi que l'a proposé le célèbre chimiste baron de Liebig.

Le savant professeur de Munich pouvait avoir raison, lorsqu'il a déclaré que les enfants de race teutonique peuvent supporter ce que ne supportent pas les enfants français.

Les mécomptes obtenus à Paris par des expérimentateurs ont peut-être été le résultat d'un soin ou d'une persévérance insuffisants.

En Allemagne, l'usage de ce lait factice commence à s'introduire dans les familles où l'on s'accorde à lui trouver de bonnes qualités, mais il est à craindre qu'il ne puisse se généraliser, sa préparation étant assez compliquée.

Un produit naturel, dû aux recherches d'un savant également étranger, paraît échapper à cet inconvénient, s'appliquer à la constitution des enfants de la race gauloise et se prêter à la préparation d'un aliment qui n'exige pas plus de soin que le lait ordinaire.

M. Henri Nestlé, chimiste suisse, a fabriqué une poudre désignée sous le nom de farine lactée, qui, d'après M. le professeur Monod, de la faculté de médecine de Paris, a les mêmes bases chimiques que le lait de la femme.

Le lait des vaches de cette contrée est, on le sait, fort estimé à cause de l'excellente qualité des pâturages de ce pays fertile.

M. Nestlé a profité de cet avantage pour préparer avec un lait toujours identique, concentré dans le vide à une basse température, procédé qui lui conserve toute la fraîcheur du lait chaud, pour préparer, dis-je, un produit alimentaire qui contient, outre le lait desséché, du pain très-cuit, d'après une méthode inventée par M. Nestlé, et une certaine quantité de sucre.

M. le chimiste Barral, auquel cette substance a été soumise, a émis sur la farine lactée une opinion très-flatteuse pour son auteur.

Par l'emploi de ce nouveau produit alimentaire, a dit M. Barral, on arrivera certainement à réduire la mortalité si considérable qui frappe les enfants en bas âge. Je donne donc tout mon assentiment à cette invention qui rentre absolument dans les idées que mes recherches chimiques m'avaient suggérées, etc.

M. Nestlé n'a pas eu besoin, comme on le voit, d'avoir recours à des annonces pompeuses pour faire accepter sa farine lactée par les hommes les plus compétents. Employé dans les hôpitaux de Paris, de New-Yorck, de Stuttgard, etc., ce nouvel agent nutritif a déjà rendu les plus grands services en réduisant de beaucoup la mortalité des jeunes enfants.

C'est là, certes, le plus bel éloge que l'on puisse faire de ce produit très-facile à employer. En effet, vingt grammes de farine lactée soumis quelques minutes seulement à l'ébullition dans cent grammes d'eau, donnent du lait d'une bonne composition pour les enfants d'un à deux mois; pour ceux de trois à quatre mois, la dose est de trente à trente-cinq grammes pour cent grammes d'eau. On augmente la dose de farine lactée à mesure que les enfants vieillissent, jusqu'à l'âge de douze à quinze mois.

Les mères trop fatiguées par un allaitement souvent répété peuvent avoir recours à la farine lactée, en alternant l'emploi de cette farine avec l'allaitement naturel.

A côté de la préparation amylacée de M. Nestlé se place un autre produit, non moins utile ni moins recommandé, qui, dans certaines circonstances peut rendre aussi de très-grands services aux enfants du premier âge.

La théobromine-alimentaire, sur les propriétés de laquelle je vais publier une notice, possède des qualités toniques qui en font une précieuse substance analeptique.

La théobromine-alimentaire peut être administrée dissoute dans le lait de M. Nestlé, principalement lorsque les enfants sont atteints de forte diarrhée, qu'ils sont épuisés par suite d'une maladie prolongée, d'une dentition laborieuse, ou qu'étant nés rachitiques ou scrofuleux, ils sont difficiles à élever.

De tous côtés, on le voit, l'alimentation des enfants en bas âge a été, depuis quelques années, l'objet de sérieuses préoccupations. De nombreux travaux ont été publiés sur cette matière, parmi lesquels figure l'intéressant ouvrage du docteur Caron sur la *puériculture,* ou science d'élever hygiéniquement et physiologiquement les enfants.

Aux personnes pour qui l'emploi de l'une ou de l'autre de ces substances serait encore trop onéreux, je rappellerai que l'on recommande principalement pour les enfants chétifs, malingres et scrofuleux, de préparer des panades avec du pain séché et légèrement roussi. Tout le monde sait qu'il faut éviter de donner des fruits verts aux enfants ; ici les notions de la science sont d'accord avec ce qui est enseigné par la pratique vulgaire. Mais d'après l'expérience seule on peut se prononcer, suivant le climat, sur la question de savoir s'il faut donner à l'enfant des viandes crues ou peu cuites, sucrées, épicées ou relevées d'une manière quelconque.

L'usage du vin et des boissons fermentées ne doit être ordonné que le plus tard possible, même dans les régions froides. On ne doit y avoir recours dans les quatre premières années de l'existence que pour les enfants chétifs, malingres et scrofuleux.

Les liqueurs alcooliques ne conviennent ni aux uns ni aux autres.

§ III

Dentition. — Soins hygiéniques. — Sevrage des enfants.

Les premières dents apparaissent quelquefois de très-bonne heure chez certains enfants ; on en cite même qui sont venus au monde munis de ces organes ; mais ces cas exceptionnels sont souvent l'indice d'un état maladif, et ces dents assez généralement ne résistent pas longtemps; elles noircissent, se fendent ou se cassent. Dans les conditions ordinaires, les dents incisives, petites molaires, canines, n'apparaissent que du huitième au dixième mois. On peut alors sans difficulté sevrer l'enfant, il est déjà en état de prendre quelques aliments solides.

La première dentition est souvent un passage difficile à franchir pour les enfants; les moyens ordinaires mis en usage pour les calmer et éviter les convulsions, sont de faire des frictions sur les gencives avec du mellite de roses (miel rosat); de donner aux enfants un morceau de racine de guimauve ou de réglisse qu'ils portent à la bouche, enfin de faire prendre des bains froids, avec des frictions sèches, avant et après le bain.

Le sevrage doit se faire dans de bonnes conditions hygiéniques; cette question mérite encore beaucoup d'attention. Il ne doit s'opérer qu'à la condition de trouver chez le jeune sujet le développement relatif de certains organes qui lui permettent de satisfaire aux tranformations chimiques des nouveaux aliments que son estomac délicat doit recevoir. Dans un pareil récipient, dont la température n'excède pas 37° centigrades, où l'insuffisance des sucs gastriques doit favoriser des transformations, il peut se produire une fermentation assez active. Les produits de la fermentation permettent le développement des parasites (helminthes, etc.). Le sevrage doit donc s'opérer lentement et avec la plus grande discrétion.

Les évacuations naturelles des enfants doivent être surveillées et maintenues régulières et autant que possible uniquement par un régime alimentaire convenable.

Lors du travail de la dentition, si les évacuations alvines deviennent plus séreuses, plus abondantes, sans être accompagnées ni d'épreintes ni de coliques, il est inutile de les combattre par une médication active; il suffira de venir en aide à la nature en modifiant le régime alimentaire.

Les évacuation solides et liquides nécessitent des soins fréquents de propreté. Il est très-important, lorsque les parties inférieures s'échauffent, lorsque les plis de la peau rougissent, de renouveler les langes de l'enfant, de laver à l'eau fraîche les parties échauffées, de les saupoudrer de lycopode, de poudre de riz ou de sous-nitrate de bismuth, selon le besoin.

Il est utile aussi de laisser les membres à découvert pendant quelques instants, pour que les émanations nidoreuses disparaissent.

Il faut user modérément des moyens artificiels pour favoriser les évacuations.

En général il faut être très-sobre de médicaments actifs dans les affections infantiles; entre autres, on doit repousser énergiquement, dans la plupart des cas, les médicaments narcotiques; l'administration du sirop diacode par exemple, habituellement inoffensif pour les adultes, ne laisse pas que de présenter quelque danger chez les enfants.

Comme tout le monde le sait, l'enfant a le système nerveux très-impressionnable; il en résulte, comme conséquence, que les narcotiques ont sur son organisme une action beaucoup plus puissante que sur celui de l'adulte.

Dans les circonstances où le lait de la mère ne suffit pas pour provoquer les évacuations, ou lorsque l'enfant est nourri par une autre méthode, l'usage de manne, de jus de pruneaux ou de quelques fruits cuits, a son utilité pour prévenir l'accumulation de la bile qui peut devenir la cause de maladies graves (1).

---

(1) Dans le cas où ces moyens ne suffisent pas, on doit avoir recours à d'autres laxatifs

S'il a pris le sein à la suite de violentes colères ou d'émotions trop vives de la part d'une nourrice, il n'est pas rare de voir l'enfant éprouver des symptômes graves.

En effet des expérimentateurs ont remarqué qu'en pareille circonstance le lait pouvait rapidement acquérir des propriétés acides prononcées qui, dans certains cas, ont occasionné une véritable intoxication (1).

Il faut donc, autant que possible, que la nourrice ne soit pas exposée à de fâcheuses influences morales, et ce n'est pas sans raison que dans l'antiquité, les nations policées accumulaient autour d'elles les circonstances les plus susceptibles de leur rendre la vie douce et agréable.

Dès la naissance de l'enfant, les parents atteints d'une affection contagieuse, transmissible par la procréation, devraient toujours appeler l'attention du médecin sur leur propre état morbide, afin d'atténuer les effets de la transmission d'un vice héréditaire, ou de le guérir s'il y a lieu.

---

doux, comme le miel, la casse, etc. On ne saurait trop éviter l'emploi du calomel, si souvent préconisé par les médecins anglais.

(1) M. le docteur Brame m'a dit avoir constaté un certain nombre de faits de ce genre et notamment à Paris, il y a plus de trente ans.

Un grand nombre de mères, soutenues dans leur opinion par l'avis de quelques médecins croient que les croûtes dites de lait qui envahissent plus ou moins la tête des enfants leur sont utiles et les préservent de nombreuses maladies. Nous ne saurions partager cette opinion ; il est facile, au moyen de soins de propreté, de préserver les enfants des affections cutanées qui engendrent des croûtes de lait, dont le moindre inconvénient est de fournir un lieu d'élection aux parasites pédiculaires et mycodermiques.

§ IV

Influences du sommeil et ménagements à prendre pour le libre exercice de cette fonction,

Au moment de la naissance, l'enfant remplit, par le sommeil, les instants qui ne sont pas employés à son alimentation ; il serait imprudent de le réveiller à contre-temps ; si le réveil devient nécessaire, on doit le provoquer avec ménagement.

Le balancement rapide du berceau, qui l'endort en l'étourdissant, peut ébranler la masse cérébrale et déterminer de redoutables congestions sanguines ou des suffisions séreuses, suivant le tempérament de l'enfant.

Il est très-heureux qu'on ait modifié les moyens employés pour faciliter les premiers pas des enfants ; c'est un grand bien pour eux qu'on ait substitué aux incommodes et fatigantes lisières, de petits chariots à roulettes qui leur fournissent un appui commode et propres à faciliter tous les mouvements.

Quand l'enfant a atteint l'âge de huit à dix mois, on le met assez souvent sur un tapis, sur une couverture ou sur un paillasson, pour qu'il puisse s'y remuer ou s'y rouler aisément ; il se livre à un exercice des membres et du corps qui lui est salutaire, exercice qu'il faut cependant surveiller, et dont on ne doit pas abuser.

Il serait difficile de préciser d'une manière générale à quelle époque on doit définitivement enlever le maillot d'un enfant ; cela dépend de sa constitution et principalement de l'état des articulations. Le massage en cas de faiblesse s'emploie avec succès.

Avons-nous besoin de le rappeler, on le sait trop, que des enfants ont été étouffés pour avoir été couchés à côté de grandes personnes? C'est du reste une coutume dangereuse, qui se perpétue surtout dans les campagnes.

§ V

Exercices du corps, au point de vue des premiers gestes et des mouvements de l'enfant. — Penchants affectifs, influences morales.

Les premières impressions que l'enfant reçoit par l'intermédiaire de ses sens, et les premiers rapports qui s'établissent par là entre lui et le monde extérieur, le portent sans réflexion à l'imitation de ce qu'il voit et de ce qu'il entend. Il est donc important d'écarter avec soin ses regards du spectacle des mouvements convulsifs et des commotions fortes. Soit par imitation, soit par l'effet d'une émotion vive et reçue par des organes trop sensibles, l'enfant pourrait contracter des habitudes qu'on ne détruit pas ou qu'on fait disparaître avec beaucoup de difficultés.

Tout doit être observé chez l'enfant lorsque son état instinctif et moral commence à se développer. Ses instincts apparaissent quand il cherche partout et toujours à manger; quand il aime à détruire les objets qu'on lui donne; quand il est enclin à l'obéissance ou à l'indocilité; quand il se montre affectueux ou antipathique, caressant, gai ou maussade.

Dans un âge tendre, il peut encore ressentir des effets fâcheux de la part des passions violentes; la colère, la jalousie ont été souvent la cause de maladies graves et même mortelles.

Il faut donc éviter avec soin tout ce qui peut faire naître de telles passions, et si ces passions se manifestent, tâcher de les corriger au moyen d'une sévérité tempérée par des témoignages d'une véritable affection.

Une pratique dangereuse de la part de ceux qui environnent les enfants est de les effrayer, sous le prétexte qu'un être fantastique va les enlever. Des émotions trop vives, surtout quand elles sont souvent répétées, affectent le système nerveux des enfants et les prédisposent à contracter des maladies redoutables. On les expose aux mêmes accidents par des contes absurdes de revenants.

De tout ce qui précède, il faut conclure que non-seulement, pour développer les forces physiques, mais encore pour être à même de gouverner, comme nous l'avons dit, des intelligences qui commencent à se développer, les enfants devraient être confiés à des personnes affectueuses animées des meilleurs sentiments.

§ VI

Étude comparative des avantages et des inconvénients de l'isolement dans la famille et de ceux de la vie collective.

Je rechercherai maintenant par quels moyens on pourrait améliorer la position des enfants pour faire cesser les graves abus dont ils sont victimes, en faisant un examen comparatif des avantages et des inconvénients de l'isolement dans la famille et de ceux de la vie collective dans les crèches, dans les maisons maternelles, etc.

L'isolement des enfants du premier âge offre un danger quand ils sont confiés à des femmes (mères-nourrices ou bonnes d'enfant) qui ne remplissent pas par leurs qualités personnelles et, dans le milieu dans lequel elles vivent, toutes les conditions hygiéniques et morales nécessaires au développement physique et intellectuel de l'enfance.

Lorsque la position précaire de la mère ne lui permet pas d'occuper une habitation salubre, le sentiment maternel l'égarerait si elle ne comprenait pas elle-même qu'elle est incapable d'élever son enfant, et qu'elle doit le confier aux soins d'une bonne nourrice, capable de la remplacer dignement.

Mieux vaudrait, incontestablement, que toutes les mères fussent les premières à recevoir les caresses de leurs enfants; mais on sait qu'il est des circonstances impérieuses où elles ne peuvent remplir cette mission.

§ VII

Les nourrices, les crèches, les maisons et sociétés maternelles.

J'examinerai ici ce qui se passe lorsque cette fâcheuse et trop fréquente circonstance se présente.

Quand l'enfant est né, on lui cherche une nourrice, et lorsqu'ils l'ont remis aux mains de cette femme, choisie souvent légèrement ou procurée par hasard, les parents croient avoir tout fait, tout prévu Le nourrisson suit au village sa nouvelle mère, là il reçoit des soins en raison du salaire que les parents peuvent offrir. Abandonné pendant ses premières années à la merci des gens auxquels il est confié, il retourne souvent sous le toit paternel après avoir puisé le germe des maladies les plus graves.

En appelant l'attention sur les nourrices que trouve-t-on dans un grand nombre de cas ?

On remarque que beaucoup d'entre elles ont un âge trop avancé ; que d'autres, fatiguées par les travaux de la campagne, fournissent à leurs nourrissons un lait dégénéré. D'autres encore partagent entre plusieurs enfants le lait qui serait à peine suffisant pour un seul ; il en est même qui, connaissant leur état de grossesse, continuent à présenter le sein à l'enfant ou l'alimentent avec des bouillies grossières que son estomac ne peut digérer. Enfin, ce qu'il y a de plus hideux, on en voit faire sucer avec leur lait le germe de maladies qui, dues à l'inconduite, ne tardent pas à faire succomber leurs victimes.

Aussi, dans l'état actuel de la société, cette importante question de l'alimentation de l'enfance n'a pas été traitée de manière à rassurer la mère sur le sort de l'enfant qu'elle a confié à une nourrice. Aucun contrôle sérieux ne lui offre de garantie pour la conservation de ces êtres délicats dont les cris émouvants semblent appeler l'humanité toute entière à leur secours.

Une mère ne saurait donc être jamais trop minutieuse dans le choix d'une nourrice; car non-seulement, si elle se trompe, son enfant sera privé de ces attentions délicates qu'un bon cœur seul peut inspirer, mais il pourra encore avoir à souffrir d'un mauvais régime de la part d'une femme ignorante ou acariâtre.

Tout le monde sait que fréquemment les enfants confiés aux soins de pareilles nourrices sont accablés de mauvais traitements, assurées qu'elles sont de l'impunité. Ces mégères lorsqu'elles occupent des habitations isolées exercent souvent leur colère sur ces petits êtres sans défense, leurs cris plaintifs ne pouvant être entendus.

Depuis plus de vingt ans mon attention est attirée sur la mauvaise organisation du service des nourrices. J'ai vu fréquemment des enfants confiés à ces personnes, je puis affirmer que sur cent nourrices, à peine la moitié remplissent-elles leurs devoirs d'une manière honnête et intelligente. J'ajouterai que c'est souvent la faute des parents si leur enfant est mal soigné, soit qu'ils n'exercent pas une surveillance active, soit qu'ils ne veuillent pas toujours donner un prix suffisamment rémunérateur à la nourrice.

Il y a bien peu d'enfants dont on s'occupe assez pour étudier leurs bons et leurs mauvais penchants, pour redresser leurs défauts naturels. Le commencement des tendances au bien ou au mal se manifeste souvent dès le plus jeune âge, et la tendresse maternelle elle-même est presque toujours aveugle dans cette circonstance Plus tard cela devient souvent une cause de regret, et on se repent alors de sa faiblesse quand il n'est plus temps. L'amour, pour les enfants ne doit pas se manifester seulement par des baisers et des caresses.

Sans appliquer à la lettre ce précepte des anciens, *qui bene amat bene castigat,* les parents ne devraient cependant pas l'oublier, quand il s'agit de leurs enfants : qui les aime bien les châtie bien.

Sous ce rapport, l'isolement dans la famille ou chez la nourrice est loin d'offrir pour l'enfant les avantages de la vie collective dans les crèches et dans les maisons maternelles.

On objectera certainement le danger de l'agglomération des enfants dans les établissements de ce genre, à cause des maladies épidémiques assez fréquentes pendant les premiers temps de la vie. Ces observations pourraient s'appliquer plus particulièrement aux crèches qui seraient installées au milieu de grands centres de population ou dans des quartiers malsains renfermant des maisons industrielles insalubres. Tout le monde sait combien est dangereuse l'agglomération des enfants dans de telles circonstances. Aussi ne doit-on admettre la création de pareils établissements que dans de bonnes conditions hygiéniques et en y surveillant sérieusement les réceptions.

Mais si la vie en commun présente des inconvénients, elle a aussi des avantages incontestables. L'éducation commune habitue ces petits êtres à s'aimer, à se faire de mutuelles concessions, et ces jeunes natures deviennent plus facilement malléables pour les personnes chargées de surveiller toute cette petite population.

J'ai souvent visité des crèches où il y avait des enfants depuis le plus jeune âge jusqu'à celui de deux ou trois ans : tous appartenaient aux classes pauvres. Chaque fois j'ai été frappé de leur bonne tenue, de leur propreté, de la tranquillité des plus jeunes, de la docilité des plus âgés et de la sympathie qui existe entre eux.

Pour s'acquitter convenablement de ces délicates fonctions, il faut être doué d'une grande douceur de caractère, il faut être en un mot capable de remplacer l'affection maternelle. Combattre les vices, exciter les bons instincts, telle devrait être la mission toute spéciale de ceux qui se dévoueraient à ce service important. Ils ne devraient pas oublier que cette tâche est plus aisée à accomplir lorsqu'on s'ingénie surtout à développer les penchants affectifs des enfants.

Si l'on voulait établir une comparaison entre deux enfants, l'un restant dans la demeure misérable et souvent infecte de ses parents, l'autre placé dans une crèche, la différence serait toute en faveur de ce dernier. Une femme avec son ménage à diriger ou sa vie à gagner peut-elle donner régulièrement tous les soins de propreté nécessaires à l'entretien de son enfant? Dans les crèches bien organisées, au contraire, il ne s'exhale aucune de ces émanations redoutables dont la présence se révèle souvent par une odeur nauséabonde. Aussi les enfants, se trouvant dans de bonnes conditions hygiéniques, sont-ils remarquables par leur tranquillité relative.

En présence de ces faits bien constatés, ne devrait-on pas donner la préférence à l'éducation commune, et ne faudrait-il pas, dans l'intérêt de l'humanité, provoquer par tous les moyens possibles, la fondation de nombreux établissements semblables ou analogues aux crèches?

Malgré ces avantages pour les mères de

famille, il y en aura toujours qui n'en profiteront point. Il existe à Paris une société maternelle : il serait à désirer que cet exemple fût suivi dans tous les départements. Mais pour que ces sociétés soient réellement utiles, il ne suffit pas, comme me le disait dernièrement une personne expérimentée, la supérieure d'une crèche, que les dames du monde organisent des sociétés protectrices et fournissent seulement leur concours pécuniaire, il faudrait encore qu'elles voulussent bien consentir à visiter à domicile les enfants des mères auxquelles elles accordent des secours.

Cette surveillance, inspirée par la charité, obligerait en quelque sorte la mère à soigner convenablement son enfant.

Une très-grande lacune existe encore dans les établissements publics de beaucoup de localités ; je veux parler d'une maison spéciale pour recevoir les enfants malades. Les règlements s'opposent à l'admission de ces enfants dans les crèches, n'ayant pas pour succursales des maisons de santé uniquement destinées à l'enfance; il en résulte qu'au domicile de leurs parents, dans l'état de misère où ils se trouvent, des maladies très-simples acquièrent bien vite une redoutable gravité.

Cette question touche nécessairement à l'indigence, et c'est là une des plaies des sociétés humaines. La disparition de cette plaie sociale ne nous paraît pas impossible ; puissent tous les efforts des véritables amis de l'humanité converger sans cesse vers ce noble but !

Il est vrai que j'ai été à même de voir des enfants qui, par suite de leur séjour dans des salles d'asile, avaient contracté des affections contagieuses mycodermiques (teignes, etc.), maladies causées par l'emploi d'une éponge commune dont on s'était servi pour les soins de propreté journalière. Dans les crèchas mal tenues, on doit signaler avant tout un ensemble général qui favorise la diffusion des miasmes ou principes épidémiques (1).

Il n'en est pas moins vrai que les crèches bien dirigées, et surtout les maisons de santé, seraient d'autant plus utiles que, malgré le zèle et le dévouement des personnes qui s'en occupent, le traitement des enfants pauvres à domicile laisse beaucoup à désirer.

(1) Petite vérole, rougeole, scarlatine, croup, engine diphthérique ou couenneuse, coqueluche, grippe et continuellement l'implantation sur le cuir chevelu de ces terribles mycodermes qui engendrent les teignes diverses, etc.

N'est-on pas profondément ému lorsqu'on pense que, pour un trafic honteux, certaines femmes sont assez criminelles pour spéculer sur la nourriture des pauvres petits êtres qui leur sont confiés. C'est parce que j'ai été témoin, à cet égard, comme je l'ai déjà dit, de faits vraiment inouïs, que j'insiste de nouveau s r ce triste sujet. On a pu peut-être trouver des circonstances atténuantes aux actes de femmes qui s'étaient rendues coupables de négligences; mais, quand la mort des enfants est le résultat d'une diète forcée, la conduite odieuse de la nourrice mériterait un sévère châtiment.

Il est donc urgent de donner des garanties aux familles, et c'est dans ce but que j'ai proposé l'organisation mentionnée au commencement de ce travail.

En suivant activement la marche que nous avons indiquée, il serait facile d'organiser une association générale protectrice de l'enfance, dont la tête serait à Paris et les membres partout.

Les nourrices qui résident à la campagne offriront toujours aux familles plus de garanties que celles des villes, à cause de l'air sain qu'on respire dans leurs habitations, où le terrain n'est pas, comme dans nos cités, parcimonieusement économisé. Nous n'avons ici en vue que les localités bien situées et surtout à l'abri des émanations paludéennes, ainsi que des défrichements.

Une objection sérieuse que l'on a opposée à la création de ces établissements, c'est le manque de fonds nécessaires pour les édifier et les entretenir. Je ne prétends pas la résoudre. On pourrait répondre à cette objection que pour tous les établissements et les institutions d'utilité publique, l'Etat, les départements, les communes et nombre de personnes bienfaisantes contribuent pour une part plus ou moins grande à leur installation.

On pourrait demander pourquoi il n'en serait pas de même pour ces maisons de l'enfance ; la première éducation n'a-t-elle pas une influence très-grande sur le moral de l'enfant ? S'il éprouve des souffrances dans le commencement de la vie, on doit en redouter les fâcheux effets au point de vue physique et intellectuel. On ne doit pas désespérer que la bienfaisance collective et la charité individuelle ne parviennent en s'associant à transformer cette proposition en une réalité.

—

CONCLUSION.

Dans l'intérêt de la société tout entière, il est urgent qu'un remède prompt et énergique soit appliqué pour détruire, dans sa racine, le mal dont les enfants sont victimes. En attendant la création des crèches ou maisons maternelles, j'insiste sur l'idée émise précédemment, à savoir qu'il est indispensable de créer de suite et partout, sous le patronage de la société maternelle, des commissions d'inspection qui rendraient les plus grands services. Cette organisation serait d'autant plus facile qu'elle pourrait se faire presque sans frais.

En terminant ce travail, je crois devoir déclarer que je n'ai pas eu la prétention d'élucider et de résoudre entièrement cette importante question. Je me suis particulièrement attaché à faire ressortir tout le côté vicieux de l'organisation actuelle du service des nourrices et à indiquer les moyens d'y remédier le plus promptement possible. Depuis longtemps je m'occupe des questions qui ont été traitées dans ce mémoire. Je ne les ai soumises à l'étude qu'après avoir été fréquemment témoin de faits vicieux.

Si les sentiments exprimés dans cet opuscule, et les inspirations qui en découlent naturellement, peuvent recevoir l'approbation du public auquel il est soumis, je serai amplement payé de mes peines. Je serais heureux surtout si je pouvais contribuer à faire disparaître le fléau des nourrices mercenaires, avides et sans pitié!...

J'ai dit que je publierais une notice sur la théobromine alimentaire, je vais en terminant m'occuper de ce travail.

THÉOBROMINE ALIMENTAIRE

PRÉPARATION HYGIÉNIQUE ET FORTIFIANTE

J'ai donné le nom de théobromine alimentaire à une préparation qui renferme une petite quantité de l'alcaloïde désigné sous le nom de théobromine. Cet alcaloïde, d'une couleur blanche, d'une saveur amère, n'offre d'intérêt qu'au point de vue scientifique, à cause, sans doute de sa valeur considérable, représentée par 3,700 fr. le kilogramme.

Mon produit théobromine alimentaire a l'apparence d'une poudre couleur café au lait, sa saveur est sucrée, légèrement amère, son prix est plus de six cents fois moins cher. Cette substance, spécialement destinée à l'alimentation, douée de propriétés toniques, ne peut pas être confondue avec le produit chimique appelé théobromine, qui est demeuré, du reste, sans application pratique jusqu'à ce jour.

La théobromine alimentaire a pour base un extrait sec, tiré des téguments du théobroma cacao.

Jusqu'à ce jour cette matière n'avait pas été l'objet d'un examen sérieux. Cependant la population hollandaise, une partie de celle du nord de la France, l'Angleterre et la Belgique, ont adopté depuis longtemps un mode d'alimentation économique emprunté à cette substance. Dans ces divers pays on fait usage de la décoction prolongée de ces coques, bouillies dans le lait ou dans l'eau, selon le goût et le besoin des consommateurs. Cette décoction remplace avec avantage le café au lait, si pernicieux pour tant de gens, et dont l'usage est cependant si répandu.

Dans certaines localités, quelques médecins ordonnent la boisson fortifiante de décoction de coques de cacao aux convalescents et aux gens d'une faible constitution, ces praticiens lui ayant reconnu une valeur réelle comme agent analeptique.

Malgré l'aspect de ce breuvage trouble, d'un brun jaunâtre, les classes peu aisées ont eu le bon sens de ne pas abandonner ce qu'elles appellent le chocolat des pauvres, ou *misère* chez les Anglais.

Si on compare les principes constituants de l'amande du cacao avec ceux de la coque, on voit que pour beaucoup de sujets, l'usage de cette dernière est préférable.

D'après les travaux de MM. Chevalier, Delcher et Julia Fontenelle, le cacao ne contient pas de fécule, ou du moins s'il en existe ce ne sont que des traces ; aussi est-il facile de constater une addition frauduleuse.

Beaucoup de gens pensent que si le chocolat n'épaissit pas, c'est qu'il est mal préparé. C'est une erreur qu'il est utile de faire disparaître, car la farine ou la fécule ajoutée dans le chocolat, n'ayant pas le temps de s'hydrater suffisamment pendant la courte ébullition qu'on lui fait subir, se digère mal et occasionne souvent des indispositions.

On sait combien les chocolats communs sont sujets à la fraude ; on enlève le beurre de cacao qu'on remplace par des corps gras, suif, graisse, etc.; on les additionne aussi de poudres inertes, enfin de tout ce que l'imagination du falsificateur peut inventer.

Les chocolats de qualité supérieure, accessibles seulement aux personnes riches, n'offrent d'inconvénients que dans le cas où ces personnes sont atteintes d'affection de l'estomac; mais pour les classes peu aisées, qui assez généralement dirigent mal leur mode d'alimentation, on doit être à la recherche d'une nourriture convenable et à bon marché, aujourd'hui surtout que le prix de la viande tend toujours à augmenter. Le pain lui-même, avec les modifications apportées dans sa fabrication, est appauvri en principes alibiles. 1,000 parties de blé contiennent 21 parties de sels alibiles, renfermant 8,04 d'acide phosphorique, tandis que 1,000 parties de farine, première qualité, ne renferment que 5,5 parties de sels alibiles, avec 2 1/3 seulement d'acide phosphorique.

Il en est de même du seigle dont la farine, première qualité, contient 7 2/3 de sels alcalins de moins que le grain entier. Le déficit vient, comme nous venons de le dire, de la mouture trop perfectionnée, d'où résulte la séparation d'une trop grande quantité de son ; aussi la richesse en sels alibiles augmente-t-elle à mesure que la blancheur de la farine diminue.

Il n'est pas étonnant qu'il en soit ainsi. Le péricarpe du grain, comme celui des fruits, est toujours en contact avec l'air atmosphérique. Il reçoit directement les effets des rayons solaires, la vie est donc plus active; d'où résulte une agglomération plus abondante des principes essentiels puisés dans le sol et dans l'air.

Voici ce qu'on trouve dans 100 parties de *son de blé* et de *son de seigle*.

	Son de blé	Son de seigle.
Acide phosphorique.	24,03	21,03
Potasse.	30,12	33,03
Phosphate de chaux. .		
— de magnésie.	43,93	50,96
— d'ox. de fer.		

Le son contient justement les phosphates qui interviennent dans la formation de la charpente osseuse. N'y a-t-il pas là un grave inconvénient à le séparer complétement lorsqu'il s'agit de l'alimentation d'une classe d'individus pour lesquels le pain constitue la nourriture principale ?

Il serait difficile maintenant de faire adopter aux consommateurs de toute condition un pain qui ne fut pas blanc, de restituer à la farine les sels alibiles que le blutage en a séparés.

Si le monde a vécu longtemps sous l'empire de l'opinion qui croyait l'enveloppe du blé inutile à l'alimentation, nous espérons que l'expérience permettra de reconnaître que les téguments du cacao renferment plus de principes assimilables que le fruit qu'ils enveloppent.

Ne serait-ce pas en outre obvier à l'appauvrissement volontaire du blé, que de propager dans la consommation publique un aliment sain, fortifiant, agréable au goût, riche en acide phosphorique, phosphate, azote, principe amer, et de plus contenant une quantité de tannin faible, mais suffisante pour remplir un rôle utile; réunissant en un mot, sous un petit volume, de bons éléments réparateurs?

J'ai signalé l'inconvénient de l'addition de fécule dans les chocolats, les matières grasses ne conviennent pas non plus à tous les estomacs, celles-ci s'oxygènent quand le chocolat vieillit ou qu'il se trouve dans de mauvaises conditions de conservation.

Sans rien ajouter à la théobromine alimentaire, ni *beurre de cacao* ni *fécule*, il suffit de la préparer avec du lait de bonne qualité, et d'employer cet aliment avec du *pain* et du *beurre frais*. On suppléera ainsi, dans les conditions voulues, à l'absence de la fécule et du corps gras pour les personnes auxquelles l'usage des matières amylacées et adipeuses peut convenir.

On obtient ainsi un premier déjeuner fortifiant, qui permet de rester tout une matinée sans éprouver ni besoin ni fatigue, comme cela arrive souvent avec une nourriture moins assimilable.

Un mot maintenant sur le motif qui m'a amené à tirer parti des téguments du cacao.

Ayant observé dans différents pays l'usage de la décoction de coques de cacao comme aliment journalier, ainsi que les bons effets obtenus par certains médecins, j'ai voulu me rendre compte de ce que contiennent les téguments du *théobroma* cacao, dont le nom botanique a une signification qui ne doit pas nous échapper.

J'ai d'abord préparé de l'extrait mou aqueux; en l'examinant, j'ai constaté qu'il est assez fortement azoté, qu'il renferme des phosphates alcalins et surtout de précieux principes aromatique et amer .

J'ai consulté alors sur la valeur de ce nouvel extrait plusieurs de mes confrères, qui m'ont tous encouragé; voici ce que m'écrivait l'un d'eux, membre du conseil de salubrité du département de la Seine :

« J'ai examiné et goûté vos échantillons d'extrait. Celui qui est obtenu par l'eau a une saveur qui rappelle celle de l'amande du cacao, il pourrait peut-être servir à remplacer une partie du cacao dans les chocolats ordinaires, ou entrer *dans quelques produits alimentaires analogues au racahout.*

« Cet extrait doit être assez fortement azoté et nutritif, et, eu égard au bas prix auquel on l'obtiendrait en grand, il serait sans doute intéressant de l'étudier au point de vue que je vous indique. » (Lettre du 3 janvier 1868.)

M'inspirant de ce bienveillant conseil, donné par un homme très-compétent, je me mis à l'œuvre. Je pris d'abord des informations qui me firent connaître que les fabricants de chocolat les plus importants de Paris perdaient, faute d'emploi, la plus grande partie des téguments de leur cacao, heureux quand ils pouvaient s'en débarrasser comme engrais.

Je me suis ensuite adressé au laboratoire de la pharmacie centrale de France pour obtenir une nouvelle analyse de mon extrait, j'en donne ici les résultats qui m'ont été transmis par le savant chimiste M. Lebègue. Paris, 11 juin 1869. — Laboratoire d'analyse et de recherches de la pharmacie centrale de France (N° 1091.)

« Examen d'un extrait de coques de cacao remis par M. Bodart, pharmacien, à Tours.

Matières organiques contenant azote 1.76 0|0 d'extrait.	Tannin. Principe amer. id. aromatique. Matière extractive		80
Matières minérales contenant acide phosphorique anhydre (PHO^5) 2.1 0|0 d'extrait.	Phosphates. Chlorures. Carbonates. Sulfates (traces)	A base de chaux, d'ox: de fer et de potasse.	20
			100

Stimulé par ce succès, je mis alors à profit l'excellent conseil qui m'avait été donné par l'honorable membre du conseil de salubrité, dont l'appréciation avait été si juste.

Après avoir pris mes brevets en France et à l'étranger, je fis un traité spécial de quinze années, pour la fabrication dans le vide de l'extrait sec de coques de cacao.

Je dois dire ici que j'ai rencontré de la part de M. Grandval, de Reims, inventeur des extraits préparés dans le vide, un appui extrêmement bienveillant, et qu'il a usé vis-à-vis de moi, des procédés confraternels les plus délicats.

Je me mis alors à préparer une poudre composée dans les proportions voulues de mon extrait et de sucre pulvérisé. Ce mélange me produisit un aliment agréable au goût, d'un emploi facile, soluble instantanément, à froid comme à chaud, dans le lait ou dans l'eau, et ne coûtant par kilogramme aux consommateurs que de 3 à 6 centimes la cuillerée à café, à dessert ou ordinaire, doses nécessaires pour les enfants, les adultes et les grandes personnes.

Malgré l'opinion bien arrêtée que j'avais sur la valeur de ce produit, j'ai voulu encore le soumettre officiellement à l'appréciation des hommes les plus compétents.

A Poitiers, il a été l'objet d'un examen attentif de la part du savant professeur de chimie M. Malapert, qui au nom d'une commission a fait un rapport des plus favorables, dont voici les conclusions.

« J'estime que le produit désigné sous le nom de théobromine peut rendre des services comme substance alimentaire, du moment où il est azoté et qu'il contient un principe amer qui doit agir comme tonique.

« J'en ai fait usage le matin, et j'ai pu retarder de quelques heures mon repas ordinaire. Je n'ai éprouvé rien d'anormal, au contraire, je me suis bien trouvé de l'usage de cette substance.

« J'espère que l'expérience confirmera cette manière de voir, et alors M. Bodart aura rendu un véritable service à la société en lui offrant un aliment de plus, tiré d'une substance pour ainsi dire perdue. Je résume ainsi mon appréciation :

« Saveur assez agréable, d'une digestion facile, tonique, (probablement analeptique), pouvant être digérée par les estomacs délicats. »

Au mois d'août dernier le congrès pharmaceutique français tenait à Nantes sa quatorzième session ; j'avais fait aussi appel aux lumières de mes collègues ; mon produit y a été bien accueilli; un rapport favorable doit être inséré dans le compte rendu des séances du congrès.

Je ne puis citer ici tous les éloges dont cet agent nutritif a été l'objet de la part des médecins et des pharmaciens auxquels il a été soumis, chaque fois que je me suis adressé à des hommes savants et sérieux. Il ne pouvait en être autrement dans un pays éclairé comme la France, et j'espère maintenant, pour des essais pratiques, rencontrer le même concours.

Voici déjà quelques faits intéressants que je m'empresse de signaler ici.

M. B., vétérinaire, à Dieppe, m'écrivait ceci le 2 octobre dernier :

« Mon petit-fils, âgé de 7 mois, soumis à l'usage de votre poudre, a été le sujet d'une première expérience. Cet enfant donnait des inquiétudes, une diarrhée opiniâtre, qui datait de six semaines, le fatiguait beaucoup. Elle avait jusqu'alors résisté à un traitement rationnel; mon médecin nous conseillait de mettre fin à l'allaitement artificiel en lui donnant une nourrice.

« Du moment que l'enfant a fait usage de votre produit, le mieux s'est fait sentir, et, en moins de huit jours, les selles sont arrivées à la consistance normale. Il jouit en ce moment de la santé la plus parfaite, il est à présent admirable de carnation, etc. »

Je puis encore citer l'exemple d'une jeune fille de 14 ans qui, atteinte d'anémie, s'affaiblissait à un tel point que c'est à peine si elle pouvait marcher. Soumise à l'usage de cette poudre, elle a repris rapidement ses forces ; elle n'éprouve plus de lassitude, ni de maux d'estomac comme auparavant.

D'autres expériences pratiques se font en ce moment sur des enfants, des convalescents, des personnes affaiblies, des vieillards épuisés, afin de pouvoir démontrer clairement la valeur analeptique de ce produit.

Je n'ai pas la prétention de vouloir en faire, comme certains inventeurs, une panacée universelle. Mon désir est de signaler aux hommes compétents et amis du progrès un produit d'une application heureuse à l'alimentation publique, produit qui peut, dans certaines circonstances, être un agent utile pour la médecine.

Par la modicité de son prix et ses qualités fortifiantes, cette préparation peut devenir une ressource précieuse pour les établissements de l'assistance publique.

L'extrait sec de coques de cacao pulvérisé,

se conservant très-bien en vase clos, réduit sous un petit volume, pourrait être aussi transporté sur les navires et utilisé pour l'armée, soit seul ou dissout dans l'infusion de café noir ; une cuillerée à café d'extrait, par tasse, suffit pour augmenter dans de notables proportions les propriétés de cette boisson, stimulante par excellence, sans diminuer son arôme. Livré par grande quantité aux administrations, ce produit serait nécessairement vendu *à un prix très-réduit.*

Le pharmacien et le médecin sont des pionniers de l'hygiène publique.

J'ai donc pu, sans faillir à ma mission, consacrer mes veilles à la recherche d'une substance alimentaire retirée d'un produit délaissé, et qui, par la modicité de son prix, peut augmenter les ressources de l'alimentation générale.

J'espère pouvoir mériter l'approbation de toutes les personnes qui voudront bien consacrer quelques moments à l'examen de ce nouveau produit, et je prie à l'avance celles qui répondront à mon appel de vouloir bien agréer mes remerciements.

Tours. — Imp. E. Mazereau.

www.ingramcontent.com/pod-product-compliance
Ingram Content Group UK Ltd.
Pitfield, Milton Keynes, MK11 3LW, UK
UKHW020206200726
13856UKWH00003B/1226